ÉTUDE

SUR

L'ÉTABLISSEMENT THERMAL

DE

MONTBRUN-LES-BAINS

(DROME)

PAR

Le Docteur Eugène FLAVARD

MÉDECIN EN CHEF
DE LA MAISON HOSPITALIÈRE DE SAINT-JEAN-DE-DIEU A MARSEILLE
MEMBRE HONORAIRE DE LA SOCIÉTÉ DE MÉDECINE
ET DE LA SOCIÉTÉ DE STATISTIQUE DE MARSEILLE ET LAURÉAT DE LA DITE SOCIÉTÉ
ANCIEN PRÉSIDENT DU COMITÉ MÉDICAL DES BOUCHES-DU-RHONE
EX-MEMBRE ACTIF DE LA SOCIÉTÉ DE MÉDECINE PRATIQUE DE MONTPELLIER
ETC., ETC.

MÉDECIN INSPECTEUR

PARIS

IMPRIMERIE ADMINISTRATIVE DE PAUL DUPONT
41, RUE J.-J.-ROUSSEAU, 41

1876

ÉTABLISSEMENT THERMAL

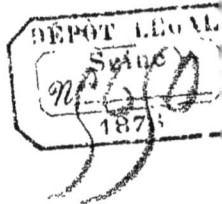

DE

MONTBRUN-LES-BAINS

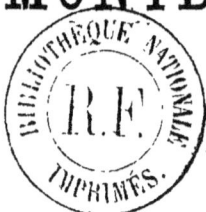

(DROME)

SOURCES SULFUREUSES FROIDES

PARIS

IMPRIMERIE ADMINISTRATIVE DE PAUL DUPONT

RUE JEAN-JACQUES-ROUSSEAU 41 (HÔTEL DES FERMES).

—

1876

T 163
Ie 1132

INTRODUCTION

Avant mon départ pour Montbrun (mai 1875), j'avais visité mes confrères de Marseille, ainsi que quelques professeurs et docteurs de Montpellier, afin d'appeler leur attention sur cette station minérale.

Ils me firent promettre de leur communiquer mes impressions et les observations que j'aurais recueillies, « ne connaissant, me disaient-ils, qu'imparfaitement son importance et l'action curative de ses eaux. »

Après plusieurs mois de séjour, avant de rentrer à Marseille, j'écrivis à l'un des rédacteurs de la *Presse Médicale* :

« Je vous envoie, lui disais-je, mes réflexions sur Montbrun et sur les diverses stations sulfureuses des Alpes et des Pyrénées, avec lesquelles, celles de Montbrun ont le plus d'analogie.

« Les eaux de Montbrun sont restées longtemps ignorées, confinées qu'elles étaient dans les montagnes du Dauphiné derrière le Ventoux. Sans publicité aucune, sans installation bien appropriée à leur usage, jusqu'à l'époque où elles ont passé entre les mains du nouveau propriétaire (1864), il était difficile qu'il en fût autrement ; mais sous la direction intelligente de ce dernier, cette station thermale commence à se faire connaître avec une grande rapidité, et bientôt elle acquerra, je l'espère, la notoriété qu'elle mérite au milieu des stations sulfureuses renommées des Pyrénées et des Alpes ; et elle sortira enfin de cette infériorité relative où elle a vécu jusqu'ici.

« Je ne veux pas étendre trop le champ de leur action, dans la crainte de décrier leur valeur, en vous en donnant une trop haute opinion. C'est pourtant la maladie de l'époque : chaque jour on signale de nouvelles sources douées, par les prospectus, de toutes les vertus, presque aussitôt leur découverte, presque à leur naissance. En les prônant au détriment des autres, on déconsidère l'art, parce qu'on expose le médecin traitant à faire un mauvais choix, en y dirigeant son client.

« C'est la science du médecin, en effet, de savoir discerner ce qui lui convient, au milieu de tant de sources rivales, qui surgissent à la publicité.

« Un choix judicieux n'est pas chose facile, c'est affaire d'expérience et d'observation.

« Les eaux sulfureuses sont aujourd'hui d'un usage général et, de toutes les eaux minérales, celles-ci sont bien certainement celles qui rendent le plus de services à la médecine ; l'observation clinique l'a prouvé depuis longtemps, soit dans le catarrhe pulmonaire, soit dans les diverses autres affections des bronches et des poumons, surtout dans les dermatoses et les rhumatismes. C'est dans le traitement de ces affections diathésiques qu'elles montrent leur supériorité ; et j'oserai presque avouer que c'est là leur action médicatrice, sinon exclusive, du moins spéciale. On l'emploie sans doute avec grand avantage dans le traitement de quelques maladies constitutionnelles, chroniques, caractérisées par l'excès ou l'altération des solides ou des liquides de l'économie, groupe de maladies désigné sous le nom générique d'affections scrofuleuses ; n'est-ce pas là, je vous le demande, une propriété presque commune à toutes les eaux et non une spécialité ou spécificité réservée à quelques-unes seulement ?

« On n'a rien ou presque rien publié encore sur les eaux sulfureuses calciques de Montbrun ; elles étaient dignes pourtant d'être étudiées et signalées à l'attention du praticien parmi ce grand nombre d'eaux sulfureuses qui le méritent le plus.

« Les faits cliniques recueillis déjà sont en assez grand nombre pour justifier mon assertion.

« Le médecin hydrologue ne doit jamais perdre de vue qu'une médecine efficace, consciencieuse, ne peut utiliser les médicaments tout préparés, fournis par la nature à travers les fissures du sol, qu'à la condition de savoir bien observer leur effet nuisible ou avantageux aux baigneurs qu'il y soumet.

« La chimie et l'observation s'entraident pour lui signaler les vertus spéciales d'une eau dont l'efficacité dépend tout à la fois et de ses principes minéralisateurs et de la disposition moléculaire de ses éléments, suivant leur température, sans jamais méconnaître le milieu où il les trouve, ni l'opportunité de leur emploi, contre le cas pathologique qu'il se propose de combattre (1). »

---

(1) Cette lettre, écrite à un confrère, à un ami, expert en la matière, comme l'on dit au Palais, m'a semblé pouvoir servir d'introduction et d'excuse pour cette esquisse du premier travail, livré par moi à la publicité, sur les eaux de cette intéressante station.

MONTBRUN-LES-BAINS

Situation. — Topographie. — Climat.

La topographie d'une station thermale exerce sur ses eaux une action dont on ne saurait méconnaître l'importance.

La position géographique de Montbrun-les-Bains peut se déterminer par le centre d'un triangle dont Nyons, Carpentras et Sisteron formeraient les trois sommets. Montbrun participe de la zone des Alpes et de celle de la Provence : à l'Est, les monts Hubac s'opposent à la violence de la Tramontane ; le Mont de Gènes, au Nord, présente au Mistral une barrière infranchissable, tandis que le mont Ventoux, ce dernier géant de la chaîne des Alpes, se dresse à deux milles mètres, au Midi, comme pour intercepter les souffles brûlants du Sirocco.

Montbrun occupe une position charmante dans cette riche vallée ; la vue dont on jouit de l'établissement est une des plus belles qu'on puisse rêver. Les environs sont excessivement pittoresques, le mont Ventoux, qui domine le paysage, les vallées de Savoillans et de la Nesque laissent aux touristes des souvenirs qui rivalisent avec ceux des Pyrénées.

La vallée de Montbrun est située à 566 mètres au-dessus du niveau de la mer ; elle est garantie des grands courants par les montagnes qui l'entourent, sans l'étreindre. Son atmosphère est libre de toute humidité, jamais aucun brouillard ne vient en troubler la pureté ; ces trois conditions très-rarement réunies, dans une station, y rendent les soirées délicieuses. L'air y est

constamment agité en vertu de cette loi d'équilibre suivant
laquelle les couches atmosphériques froides et denses, qui nous
arrivent des Alpes, tendent sans cesse à pénétrer celles plus
chaudes et plus légères, que le voisinage de la Provence produit dans la vallée.

De toutes les causes qui modifient la nature de l'homme, aucune n'est peut être plus puissante que l'action longtemps con-
tinuée de l'air, des lieux et des eaux ; cette assertion n'est pas
difficile à prouver ; on n'a pour cela qu'à examiner la différence
des effets du climat sur l'homme du Midi et sur l'homme du
Nord, et l'influence que le milieu exerce sur le traitement d'une
même maladie, suivant le lieu où se trouve placé celui qui en
est atteint. Y a-t-il quelqu'un qui puisse nier l'influence du climat des stations thermales, sur les malades qu'on y envoie ?
N'est-ce pas le climat qui fait le tempérament en grande partie ?

Les habitants des provinces méridionales de la France, sont
caractérisés par un tempérament bilioso-nerveux, quand ceux
des provinces septentrionales nous présentent un tempérament
sanguin dû à l'action alternative d'un froid intense pendant
l'hiver et d'une chaleur modérée pendant l'été ; et ne voit-on
pas ces deux tempéraments s'accentuer d'avantage suivant les
altitudes ?

Une chaleur continue dispose le système nerveux à une plus
grande mobilité, et c'est probablement ce qui nous donne la raison de la vivacité, de la fougue, de la passion de ceux qui la
subissent.

La température élevée qui règne dans un pays, accroît
l'activité de l'organe cérébral et des nerfs de ceux qui l'habi-
tent. La chaleur attire à la circonférence du corps les facultés
vitales, elle diminue celles de l'intérieur en proportion. Aussi,
chez les méridionaux, les organes de la digestion, sans être
affaiblis, languissent, sont paresseux et leur estomac délicat ne
supporte qu'avec peine les nourritures trop alibiles. Aux viandes
saignantes, ils préfèrent les aliments aqueux pour réparer les
pertes faites sans cesse par la transpiration cutanée ; et les

nourritures végétales, qui s'assimilent avec lenteur cependant, leur conviennent mieux et sont préférées par eux.

De toutes les causes qui modifient la nature de l'homme, nous avons dit que le climat était une des plus puissantes; mais l'intervention des médecins, pour traiter les maladies qui s'y rapportent ou en proviennent, est nécessaire souvent, utile toujours.

« Observez, dit Cabanis (*Certitude de la Médecine*), les médecins qui guérissent le plus, et vous verrez que ce sont presque toujours des hommes habiles à manier, à tourner en quelque sorte l'âme humaine, à porter le calme dans les imaginations, à ramener l'espérance là où elle faiblit. » Cette règle à suivre, cette conduite à imiter, s'adresse surtout aux médecins des eaux, pour bien combattre les affections chroniques trop souvent rebelles, qui démoralisent et abattent quelque fois les personnes les plus énergiques. L'étude de la nature des eaux thermales dont le médecin est le pontife, doit être incessante, afin de bien choisir celui ou celles qui conviennent le mieux.

Si nous considérons le climat de Montbrun, au point de vue médical, nous trouvons ici une réunion de circonstances, dont l'effet doit contribuer pour beaucoup au traitement des maladies qui rentrent plus spécialement dans l'action de ses eaux.

La science de la climatologie étant cette partie essentielle de l'art de guérir, qui traite de l'influence exercée sur l'économie, par les agents extérieurs qui l'environnent, le climat doit être d'un grand poids dans la détermination du médecin, sur le choix de la station thermale vers laquelle il doit diriger son client.

Cette science de la Climatologie s'appuie successivement sur la géographie physique du globe, sur la géologie, l'hydrologie, la météorologie, les épidémies et la statistique. Elle embrasse le sol, les eaux et l'air dans les modifications continuelles qu'ils subissent; et depuis Hippocrate, qui a traité si bien de ces trois éléments, les modifications apportées dans l'organisme humain par les influences climatériques sont aussi salutaires et utiles à·connaître que celles que l'on peut demander aux ressources incontestées de la thérapeutique, comme aux règles bien entendues de la prophylaxie.

Les Eaux et la Station de Montbrun.

Les médecins, depuis la plus haute antiquité, ont connu et étudié l'influence du climat sur les êtres vivants, comme celles des eaux minérales ou thermales sur certaines maladies; témoin les Hébreux, les Grecs et les Romains.

Les Romains, pour ne parler que de ces derniers, ont laissé des monuments qui attestent leur prédilection pour les bains d'eau minérale ou thermale et le cas qu'ils en faisaient, suivant les milieux où ils les rencontraient. Leurs habitudes balnéaires ont toujours occupé une large part dans leur régime hygiénique : autels à la déesse Hygie, travaux hydrauliques gigantesques, constructions monumentales sont là, par leurs ruines encore, comme les manifestations parlantes les moins équivoques en quel honneur ils tenaient ces sources bienfaisantes.

Les vestiges de leurs travaux nombreux, les médailles, toutes à l'effigie des souverains de Rome, recueillies au voisinage ou au fond des puits de captage, découvertes à diverses époques et retrouvées dans leur intégrité primitive, accusent leur antique origine et viennent nous démontrer que les vertus curatives de ces sources, comme la valeur du climat, avaient été appréciées et employées surtout par les Romains, ces anciens conquérants des Gaules, si bons connaisseurs en fait d'hygiène thermale et qui, en médecine, prisaient surtout plus les ressources naturelles, que celles qu'on pouvait puiser dans l'arsenal pharmaceutique.

Partout où ils en découvraient, ils s'empressaient de construire des aqueducs, pour les conduire à leurs camps, avec des piscines, des bains, pour leur usage journalier. Faudrait-il s'étonner si les eaux de Montbrun, reléguées derrière le mont Ventoux, étaient déjà connues dans l'antiquité, et si Strabon, qui vivait cinquante ans avant l'ère chrétienne, les mentionne, dit-on, dans ses ouvrages ? Longtemps négligé, l'emploi des eaux thermales prend chaque jour un nouvel essor, tend à se développer sans cesse, aidé de nos jours par ce puissant attrait de voyages avec nos nouvelles conditions de confort et de rapidité, dues aux chemins de fer qui sillonnent l'Europe et qu'a créés notre civilisation moderne.

L'usage bien entendu des eaux minérales ne pouvait mériter ni oubli ni indifférence, car il vient en aide aux médecins pour obtenir souvent, très-souvent, des améliorations indispensables, parfois même des cures inespérées, entre des mains habiles, avec les avantages de leur association dans leur application thérapeutique à un genre déterminé d'affection.

Le climat de Montbrun-les-Bains, par sa température douce et uniforme, par son air privé de toute humidité libre, par sa pression barométrique peu variable (566 mètres d'élévation au-dessus du niveau de la mer), convient aux poitrines les plus délicates. On n'y souffre pas des ardeurs dévorantes d'un soleil tropical, qui dépriment profondément l'organisme et tendent à l'épuiser par des excrétions continuelles. On n'y ressent pas ce calme alourdi des pays plats, qui énerve les natures les plus robustes, ce n'est pas non plus cet air raréfié qui gêne la respiration, ni ces brusques variations atmosphériques si communes dans les vallons profondément encaissés et si funestes parfois aux malades qui y séjournent.

La station de Montbrun touche presque au village de ce nom, dont la population atteint déjà 1,400 âmes. Le village qui la domine présente les ruines d'un château-fort, entouré de vieilles murailles et de vastes tours, derniers vestiges des guerres de religion. Ce fut là que Charles Dupuy combattit pour la Réforme, de concert avec le farouche baron des Adrets :

on y voit encore les restes du premier temple où fut célébré en France le culte réformé.

Le vallon dans lequel se trouvent les eaux sulfurées calciques de Montbrun, est ovalaire et entièrement dominé par des montagnes peu élevées, qui le protégent sans l'étreindre. Le nouvel établissement en occupe l'extrémité orientale et s'appuie à la montagne qui le borne de ce côté. Il a devant lui, à l'ouest, à l'extrémité du vallon, le mont Ventoux, avec ses deux mille mètres d'altitude, et le pittoresque village de Reilhannette.

Un peu à droite, vers le nord-ouest, le village de Montbrun développe ses maisons étagées, superposées les unes aux autres, qui descendent jusqu'au pied du parc magnifique au milieu duquel s'élève l'établissement.

La source des Plâtrières surgit d'un griffon situé derrière lui à l'est ; celle des Roches est située, en avant, au sud, mais un peu plus rapprochée.

Ce vallon riant et cultivé jusqu'à mi-côte des montagnes, mesure environ trois mille mètres de long sur neuf cents de large. Il est traversé par deux torrents et sillonné par de nombreux canaux d'arrosage, qui lui donnent pendant tout l'été une fraîcheur printanière.

Les eaux sulfureuses des Plâtrières, comme celles des Roches, à leur point d'émergence, descendent par leur pente naturelle jusqu'au lieu de leur distribution, au rez-de-chaussée de l'établissement.

Installation thermale et emploi des eaux.

Les heureuses dispositions topographiques de ce vallon permettent aux malades qui fréquentent cette station d'y passer agréablement les quatre mois les plus chauds de l'année ; elles conviennent aux personnes craignant les températures extrêmes,

à celles atteintes d'affections chroniques des voies respiratoires
ou autres qu'influencent, d'une manière toujours fàcheuse, les
brusques variations atmosphériques, qui désolent trop souvent
les pays plats de la Provence, comme tout le littoral du Midi.

L'établissement de Montbrun possède deux sources qui dé-
bitent ensemble 240,000 litres environ par jour, à une température fixe de 11° centigrades.

Le magnifique établissement vers lequel convergent les deux
sources renferme trente cabines munies de baignoires, sept
salles de douches, une salle d'inhalation et plusieurs doucheurs
laryngiens et pulvérisateurs, disposés chacun dans une pièce
particulière. Les eaux des deux sources jaillissent de points
élevés par rapport au niveau de l'établissement, et y arrivent par
leur propre poids; on évite ainsi l'emploi des pompes qui ont
le grave inconvénient de faire dégager l'élément sulfureux par
l'agitation imprimée à l'eau; cette disposition est particulièrement précieuse pour l'administration des douches.

Les eaux arrivées à l'établissement sont chauffées au moyen
d'un serpentin, dans un bassin de tôle clos et à l'abri du contact
de l'air : on obtient ainsi près de 8,000 litres d'eau bouillante
en trente-cinq minutes. L'on peut donc donner plus de mille
bains par jour, sans compter les douches et la part qu'on pourrait réserver à l'expédition, sans nuire aux divers exercices
thermaux de la journée balnéaire.

On emploie à peu près indistinctement les eaux des deux
sources de Montbrun à des températures variables, suivant les
indications à remplir, de 11 à 40 degrés et rarement à une
température plus élevée. Elles sont employées soit en bains,
soit en lotions, soit en douches, ou vapeur. Elles sont pulvérisées, avec des appareils spéciaux, bien établis, pour des cas
déterminés.

En boisson, on la prend par verrée, par demi-verre ou quart
de verre ; rien de bien précis à cet égard. La meilleure règle
à suivre cependant serait de ne boire jamais que la quantité
d'eau minérale que l'estomac peut digérer sans fatigue ni

indigestion, et ce qui serait mieux, de prendre toujours l'avis du médecin au début.

Les eaux de Montbrun étant prises modérément, les malades se les assimilent rapidement, pures ou additionnées de lait ou d'un sirop quelconque. On peut les transporter au loin. A l'abri de la lumière et du contact de l'air, elles n'éprouvent pas d'altération sensible, surtout avec un embouteillage irréprochable et un emballage convenable.

Nos baigneurs peuvent s'en approvisionner avec confiance, s'ils veulent continuer chez eux les bienfaits d'un traitement thermal, ainsi que ceux qui, se trouvant dans l'impossibilité de se rendre à la station de Montbrun, désireraient, sur l'avis du médecin, essayer de leur efficacité à domicile.

En moyenne, on voit prendre de 3 à 6 verres d'eau par jour, mais certains baigneurs dépassant ce nombre, vont jusqu'à 10, quelquefois 15, au delà même, sans être cependant autrement incommodés que par des superpurgations ou des sécrétions urinaires, qui cessent promptement d'elles-mêmes.

Ayant une température basse, leur débit loin des sources présente moins d'inconvénients qu'aucune autre ; l'exportation des eaux sulfureuses d'une thermalité plus élevée fait toujours perdre à celles-ci une part de leur action, en raison directe de leur température et en raison inverse de leur minéralisation.

D'après des expériences comparatives faites sur divers points de la France, à Paris, à Marseille, à Montpellier, les eaux de Montbrun, après 3 mois d'embouteillage, n'auraient rien perdu de leur force primitive ; et après un an, la perte de leur principe sulfureux ne dépasserait pas 1°5 à 2° sulfhydrométriques ; propriété très-précieuse pour l'exportation dans leur emploi loin des sources.

Les eaux de Montbrun, ayant une sulfuration de 31°, se trouvent ainsi dans des conditions de force et d'activité difficiles à rencontrer dans des eaux similaires ou analogues, mais ayant une température, deux, trois et même quatre *fois* plus élevée.

Action physiologique et thérapeutique des eaux sulfureuses.

Tous les physiologistes, tous les chimistes hydrologues, ont cherché à découvrir l'action spéciale des eaux minérales et sulfureuses de France, sans parvenir à déchirer le voile qui couvre encore le mode de production de leurs phénomènes physiologiques et thérapeutiques. Ils ont émis des théories plus ou moins fondées sur leur action pharmaco-dynamique, sans pouvoir nous donner une explication satisfaisante. L'analyse chimique et les investigations cliniques nous apprendront-elles, un jour, les modifications de toutes les sécrétions de l'homme, sous l'influence des eaux sulfureuses? Il y a encore bien des choses, dont il serait à désirer cependant que des observations ultérieures vinssent rectifier les erreurs, ou affirmer les véritables effets de chacune des eaux des 331 sources thermales ou minérales disséminées sur le sol français, parce que leur mode phénoménale tient au grand nombre de leurs substances, dont nous ne connaissons ni l'agrégation ni la combinaison moléculaire.

M. Scoutetten voudrait admettre dans la science un effet thérapeutique des eaux, tout minéral provenant de deux causes: de l'électricité et de l'action médicamenteuse des eaux : celle-ci n'ayant qu'un effet secondaire, tandis que la première, la plus importante, l'électricité, ne se manifesterait d'une manière énergique qu'à la source. Loin de leur origine, les sources minérales ne fournissent plus qu'un courant électrique aussi faible que celui des eaux ordinaires de rivière ; et de là ces insuccès dans leur application, quand on s'adresse à des eaux dont les courants électriques auraient trop ou pas assez d'activité.

Nous ne pouvons admettre cette théorie que sous bénéfice d'examen expérimental. La science nous dira un jour, peut-être, si elle doit être acceptée ou rejetée, malgré les découvertes chaque jour plus nombreuses de l'influence, du rôle de l'électricité dans les phénomènes de la vie, dans leurs productions morbides.

Quoi qu'il en soit, il est incontestable que les eaux de Montbrun, comme toutes les eaux sulfureuses, réveillent les forces vitales, en ramenant à des conditions meilleures l'état organique de l'individu; car il existe, dans toutes les affections chroniques de l'homme, un défaut d'action vitale avec abolition partielle et incomplète de la vie de nutrition et des forces qui président à l'activité de ses organes.

Les eaux de Montbrun forment, comme toutes les eaux thermales ou minérales, un médicament complexe dans ses éléments constitutifs, d'où naît la difficulté, insurmontable peut-être, d'expliquer leur modalité, attendu qu'à côté de propriétés générales, il y a une propriété spéciale intime, dépendant de la nature des substances renfermées dans les eaux. Aussi sera-t-il toujours difficile (je devrais dire impossible, si aujourd'hui la science expérimentale n'avait rayé le mot de son dictionnaire), de faire la part qui revient à chacun des éléments dans cette association naturelle qui se dérobe à l'analyse.

On ne peut pas admettre que le soufre, le calcium, la soude, la magnésie, etc., soient les agents exclusifs d'activité dans les eaux thermales; ni que la glairine et la barégine, dont les vertus thérapeutiques sont ignorées cependant encore, y jouent un rôle passif. En effet, quel que soit l'agent prédominant dans une eau minérale, cet agent n'agit pas seul; c'est dans le tout que réside la spécialité d'une eau, et nous ne la connaissons pas dans son intégralité.

« La force et la spécialité thérapeutique d'une eau thermale, dit M. le docteur Barthez, réside dans l'association des divers principes minéralisateurs; c'est là qu'il faut aller la chercher et qu'on la trouvera et non ailleurs. »

L'association ou la réaction des substances médicamenteuses entre elles, donnent des propriétés *sui generis* qui n'appartiennent ni à l'une ni à l'autre de ces substances prises isolément.

Aussi M. Pidoux, si expert dans la matière et qui fait autorité parmi les médecins traitants des stations sulfureuses, a pu dire : « Il ne faut pas s'arrêter sur l'action spéciale de chacun de « leurs éléments minéralisateurs, car nos connaissances chi- « miques ne nous permettent que des hypothèses sur l'appré- « ciation de leurs combinaisons. » Mais il faut se rappeler sans cesse ce qu'a dit M. Callot, chimiste distingué, dans son rapport à l'occasion de l'Exposition universelle de Paris (1855) : « Les eaux sulfureuses sulfhydratées jouissent de la réputation la plus méritée, sous le double rapport de leur minéralisation et de leur valeur thérapeutique. »

Action des eaux de Montbrun.

Les eaux de Montbrun ne sont pas désagréables à boire ; on s'habitue vite à leur goût d'œufs couvis et aux éructations sulfurées très-prononcées (je parle des eaux des Roches plus particulièrement) qu'elles provoquent, suivant la quantité d'eau ingérée ; mais tout cela disparaît après quelques jours : leur fraîcheur (11° c.) y contribue pour une bonne part. Chez quelques personnes, les premières doses ont un effet purgatif, variable toutefois suivant leur susceptibilité stomacale. Il n'est même pas rare de voir s'établir d'emblée une constipation qui nécessite quelques moyens laxatifs.

La quantité d'acide sulfhydrique, accusée par le sulfhydromètre et absorbée en boisson ou par inhalation, agit sur les bronches, sur toute l'économie ; elle amène une partie des excellents résultats à lui attribués, dans les affections des voies respiratoires ; mais ce gaz, qui entre à l'état libre dans la sulfuration des eaux, est contraire à leur stabilité.

Quand on prend les eaux sulfurées très-chaudes, elles sont

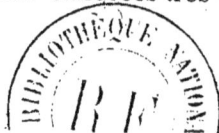

2

plus excitantes, mais elles occasionnent, au début, des dérangements intestinaux, du malaise dont le repos et la diatétique toutefois triomphent facilement. Prises froides ou tempérées, elles présentent plus rarement cet inconvénient, surtout si on les prend à jeun et avec discrétion.

Leur usage, après quelques jours, peut amener parfois l'accélération du pouls et une certaine élévation de la température du corps.

Quoique froides, les eaux sulfureuses peuvent devenir excitantes, si on les boit sans mesure.

Cette action du soufre sur la circulation ne lui est pas exclusive, il la partage avec les alcalis coutenus dans les eaux et nous donne la raison de ces dépôts briquetés, de cette abondance d'urine dont les baigneurs s'aperçoivent au cours de la cure.

Les eaux de Montbrun rendent les urines neutres ou alcalines, si elles étaient acides au début de la cure ; et la rapidité de cette transformation paraît dépendre de la quantité d'eau absorbée.

Sous leur influence, les urines, bientôt après, deviennent plus claires, plus limpides; les dépôts muqueux qui existaient disparaissent, et leur abondance semble se lier à celle de la boisson ou plutôt à celle des quantités absorbées et assimilées. Leur action sur l'estomac, les reins, la vessie et sur les autres organes renfermés dans l'abdomen, n'est pas très-énergique, mais constante. Elle est modérée, si le malade s'astreint à un régime convenable, et, s'il se déclare des symptômes gastriques persistants, c'est un indice que l'estomac est très-irrité ou très-susceptible : dans ces cas, il est permis de supposer que la tolérance sera pénible et demande une surveillance toute particulière.

Cette tolérance de la part de l'estomac et des intestins, sans laquelle un traitement est impossible, se présente presque toujours dès le début; aussi faut-il augmenter insensiblement la dose ou mélanger l'eau minérale avec l'eau douce, afin d'y habituer peu à peu l'organe, chez quelques individus. L'eau introduite dans l'estomac est absorbée en partie, elle ne tarde pas à se mêler au sang pour se mettre en rapport avec tous les organes du corps. Après un usage journalier, plus ou moins prolongé, toutes les fonctions s'exécutent mieux, le malade éprouve un sentiment de bien-être qu'il ne ressentait plus depuis longtemps ; l'assimiliation des substances réparatrices devient plus complète, la nutrition meilleure, le malade se sent plus dispos, et l'organisme entier en ressent un bien-être qui amènera la santé. Chez les personnes irritables, la fièvre se déclare, il y a constipation opiniâtre, ou bien des selles fréquentes surviennent. Quand les eaux ne sont pas tolérées, la soif arrive, les digestions sont troublées, difficiles ; il se révèle une véritable fièvre thermale. Une partie de l'eau mêlée au sang réagit sur les divers organes avant de calmer leur état de souffrance et d'attaquer le principe du mal. Pour obtenir une cure durable, il faut que l'économie se soit imprégnée d'une quantité suffisante d'eau minérale ; mais le moyen de s'assurer de la quantité d'eau nécessaire ou utile à chaque malade dépend autant de la susceptibilité du sujet que des connaissances spéciales du médecin, et de l'attention que celui-ci apporte dans ses prescriptions avant et pendant la cure.

Une foule de causes, qu'il n'est pas toujours facile de reconnaître à *priori*, peuvent contrarier les prévisions de l'un, comme les espérances de l'autre et rendre la tâche du médecin plus pénible, la surveillance plus nécessaire, sa direction plus attentive, ses conseils plus précis et plus prudents.

Les eaux du Montbrun prises à l'extérieur, peuvent produire sur la peau une excitation avec rougeur, suivie souvent de vives démangeaisons et de picotements. Le malade alors accuse de l'insomnie, un peu de fièvre l'accompagne. L'absorption de l'eau est plus grande, paraît-il, par la peau que par l'estomac, elle favorise considérablement la perspiration cutanée en dissolvant la matière écailleuse de certaines dartres.

La sueur devient alcaline, la circulation et la respiration deviennent plus actives et plus libres. A une certaine période du traitement thermal, les selles peuvent devenir brunâtres, mais le plus souvent, elles sont claires et peu colorées; l'urine se fonce, se trouble parfois et son odeur forte accuse une décomposition rapide : sous l'influence des inhalations et avec l'usage de bains et de boissons, on voit la sécrétion des muqueuses bronchiques augmenter d'abord pour se modifier après.

Des sueurs, quelque fois abondantes, générales ou partielles, surviennent, précédées ou accompagnées de supersécrétions critiques ; mais, on le comprend sans peine, on ne peut tracer de règle fixe. La constitution de l'individu, son état physiologique ou pathologique, doivent toujours guider le médecin ; celui-ci cherche à imprimer, dès le début, une secousse salutaire à toutes les fonctions de l'organisme en augmentant ou en diminuant la quantité et la température des eaux qu'il emploie, afin d'activer par elles la guérison.

Quelques malades éprouvent une sorte de prostration physique ou morale ; ils sont alarmés de voir reparaître des maux depuis longtemps oubliés ou qu'ils pouvaient croire complétement disparus. Cette prostration *des poussées critiques*, prélude souvent d'un succès assuré, les chagrine et les décourage, parce que l'action primitive des eaux, au lieu d'une sédation qu'ils attendaient, leur apporte une surexcitation de tout le système, qui vient augmenter, momentanément, l'acuité de leurs souffrances. La fièvre thermale, qui précède assez souvent *ces poussées*, a lieu dès le premier ou le second septénaire ; mais elle ne tarde pas à se dissiper et la cure reprend, bientôt après, sa marche normale vers une guérison durable ou temporaire, suivant l'espèce d'affection, la bonté et la durée du traitement.

On a dit que le chlorure de sodium était à la digestion ce que l'oxygène est à la respiration. Est-ce bien toujours à la présence du soufre ou de tout autre élément constituant des eaux qu'on peut attribuer une partie de leurs bons effets sur certaines maladies débilitantes, dans ces convalescences longues et pénibles, observées à la suite d'affections typhoïdes ou climatériques, dans ces maladies surtout où la muqueuse gastro-intestinale est frappée d'atonie et de débilité ? Peut-on se rendre compte, s'expliquer, leur bienfait autrement que par cette action spéciale sur les organes sécréteurs et assimilateurs, qui vient restituer aux organes leur jeu physiologique, normal, en déblayant les viscères abdominaux de cette plénitude, de cette tension du bas-ventre, si fréquentes dans les maladies chroniques et pendant les longues convalescences ?

En effet, dans la plupart de ces cas, on remarque souvent l'existence de douleurs sourdes dans les hypocondres, de balonnements, de flatuosités du ténesme, parfois des obstructions partielles, faisant fréquemment le fond de ces affections, résultat d'embarras de circulation veineuse, dans les organes soudiaphragmatiques. Et alors, à cause de l'activité nouvelle donnée aux fonctions de ces organes importants par les eaux sulfureuses, on peut bien attribuer la guérison, en partie, à l'action du soufre sur la circulation ou à l'élimination des principes morbides à travers les organes, par des sueurs, que sera venu solliciter un traitement énergique bien dirigé.

Aujourd'hui, en effet, on reconnaît, qu'il y a élimination de soufre par la peau, par les urines et même par la respiration ; ces phénomènes physiologiques nous expliquent mieux ces éruptions légères et autres qui surgissent assez fréquemment et sont de véritables crises dépuratives ou adjuvantes.

Cependant on ne peut pas attribuer exclusivement à l'eau sulfureuse, mise en contact avec la peau, cette suractivité fonctionnelle qui se prononce bien davantage, est rendue bien plus sensible, plus évidente chez les dartreux à plaies squammeuses, suppurantes et dans certains herpès ou eczémas traités par des ablutions sulfureuses. Mais l'assimilation des eaux sulfurées prises en boisson ou de toute autre manière, ne nous paraît pas devoir être jamais écartée comme étrangère aux effets obtenus, car on voit fréquemment diverses affections dartreuses bourgeonner et s'exfolier avant de se cicatriser.

Le soufre, comme l'arsenic, tue les parasites de la peau, qui font, d'après certains auteurs, la base de quelques affections cutanées ou les entretiennent, au désespoir des personnes qui en sont atteintes. Or, l'eau prise seulement à l'intérieur peut en amener la destruction. Sans doute, sous l'influence des bains sulfureux, de lotions simples ou de douches actives, certaines maladies exenthématiques, le prurigo, par exemple, disparaissent fréquemment comme par enchantement après quelques jours ; mais ces affections cutanées susceptibles de guérison, ne sont pas toujours locales ; elles peuvent provenir d'un organisme vicié, dont elles sont la manifestation extérieure et viennent donner quelque créance à notre manière de voir, en nous obligeant d'admettre une double action dans les eaux : celle de leurs éléments dominants et celle de l'eau comme unité indivise, comme être collectif.

Les eaux de Montbrun sulfureuses et calciques, semblent avoir une action spéciale contre certaines affections chroniques bien caractérisées. Elles paraissent ne pas borner leur propriété curative à quelques groupes de maladies. Une observation attentive a fait connaître qu'elles possèdent une influence et trouvent des indications utiles dans d'autres formes morbides, auxquelles on aurait pu les croire étrangères ; mais elles ne partagent pas cet avantage exclusivement avec les eaux d'Uriage, Allevard, Gréoulx et Digne.

Les eaux Bonnes, celles de Bagnères-de-Bigorre, de Bagnères-de-Luchon, de Cauterets, quoique différentes par leur thermalité et leur composition, de toutes les autres eaux sulfureuses des Pyrénées et des Alpes, paraissent posséder également des propriétés qui n'entrent pas dans la spécialité de leur action ordinaire. Des faits nombreux et incontestables l'ont mis en évidence ; mais l'observation directe n'a pu encore et ne pourra peut être jamais nous dire le pourquoi, ni jamais signaler celles qui, dans un cas déterminé, guérissent mieux et plus vite, dans un même ou dans un plus court espace de temps.

Quand on étudie l'emploi des eaux sulfureuses, on n'a pas de peine à reconnaître qu'à Montbrun, les eaux sont supportées même dans les cas de tuberculose, chez les phthisiques, dont les bronches capillaires sont cependant déjà obstruées et prêtes à se déchirer, sous l'action d'eaux surchargés de gaz sulfydrique ou de sulfures; et cette immunité relative peut être mise, d'après nous, sur le compte de la thermalité de nos eaux prises en boisson et bien rarement employées à de hautes températures, comme on le fait dans la plupart des stations thermales sulfureuses de France.

Analyses des eaux.

L'analyse des sources de Montbrun a été faite à deux reprises différentes; la première par M. O. Henry, en 1858, et la seconde en 1862, au laboratoire de l'École des Mines, sous la surveillance de M. G. Delvaux.

Ces deux analyses nous autorisent à constater qu'après l'eau de Challes en Savoie, qui possède une sulfuration hors ligne, les eaux de Montbrun peuvent être mises sur le même rang que les plus riches en principes sulfureux. D'ailleurs, notre clinique vient à l'appui de cette assertion, en prouvant que plusieurs malades, qui n'avaient obtenu aucune modification à leurs maux, après avoir essayé des eaux similaires les plus renommées, ont trouvé à Montbrun, sinon une guérison complète, du moins une amélioration sensible, à la suite d'une saison.

ANALYSE DE M. O. HENRY (1858)

Par litre (1,000 grammes).

	SOURCE DES ROCHES.	SOURCE DES PLATRIÈRES.
1° Degrés sulfhydrométriques......	31,02	18,04
Acide sulfhydrique en centimètres cubes.............	27,54 Grammes.	15,04 Grammes.
2° Sulfure de calcium........	0,030	0,018
— de magnésium......		
3° Sulfates calcu- de chaux....	1,050	1,400
lés anhydres de soude......	0,370	0,400
de magnésie...		
4° Bicarbonates de chaux......	0,300	0,360
— de magnésie....		
5° Chlorure de sodium.......		
— de calcium.......	0,380	0,355
— de magnésium......		
6° Sel ammoniacal.........		
— de potasse.........	Indiqués.	Indiqués.
Iode..............		
7° Silice............		
Alumine............		
Phosphate terreux........	0,060	0,070
Oxyde de fer..........		
Matière organique bitumineuse..		
TOTAL........	2,190	2,603

Température : 10 degrés centigrades.

Débit 240,000 litres en 24 heures.

Boue minérale ; glairine, sulfuraire et sulfure de fer.

ANA LYSE DE L'ÉCOLE DES MINES (M. G. DELVAUX, 1862)

	SOURCE DES ROCHES.
Acide carbonique libre et des bicarbonates.	0,086
Acide carbonique des carbonates.	0,056
Acide chlorhydrique.	0,020
Acide sulfurique . . . . :	1,374
Silice, alumine, iode et oxyde de fer.	traces.
Chaux.	0,920
Magnésie.	0,179
Potasse	0,011
Soude	0,141
Hydrogène sulfuré	0,036
Sulfure de calcium	0,064
TOTAL.	2,787

En comparant attentivement les deux analyses, on aperçoit une légère différence au détriment de la seconde : le poids de $0^{gr}036$ constaté par M. Delvaux, ne correspond, en effet, qu'à 28°42 sulfhydrométriques, tandis que M. O. Henry a trouvé 31°02 pour la source des Roches. Le motif de cette divergence est que M. Henry a opéré sur place auprès du griffon même, au lieu que l'analyse de l'École des Mines a été faite à Paris, sur des quarts de litre, dans lesquels l'eau minérale n'avait pas été embouteillée avec toutes les précautions employées actuellement.

D'après les analyses chimiques, en tenant compte de leur différence dans quelques-uns de leurs éléments constitutifs, on peut se rendre un compte approximatif ou conjectural de leurs vertus médicales, en passant en revue les propriétés chimiques, physiologiques ou thérapeutiques des substances diverses qui entrent dans la composition respective des eaux thermales, telles que soufre, chaux, soude, fer, manganèse, etc., etc. Mais on

ne devrait jamais passer sous silence les autres substances
dont les propriétés nous sont encore peu ou point connues, et
dont il faudrait cependant tenir compte. Ne peut-il pas se
faire qu'elles doivent à ces dernières, aussi bien qu'aux
autres principes découverts par la chimie, une partie de leurs
propriétés médicatrices ? Mais pour bien connaître l'action mé-
diate ou immédiate d'un médicament complexe, il ne faut pas
seulement l'observer sur un sujet malade, il faudrait pouvoir
l'observer auparavant sur celui jouissant d'une parfaite santé,
et il n'est pas facile de le soumettre à cette épreuve; on trouve
bien peu de personnes, en effet, qui veuillent se prêter à ce
concours expérimental de la science clinique, la seule qui
semblerait pourtant devoir nous apprendre ce qu'il y a de vrai
dans toutes les assertions émises pendant ces derniers temps
au sujet de leur mode d'action thérapeutique.

Avis aux Baigneurs.

Les malades qui fréquentent les stations sulfureuses ne doivent pas ignorer que neuf à dix jours de traitement ne suffisent
pas dans la plupart des cas : il est des baigneurs qui s'inquiè-
tent et se découragent si, cet intervalle écoulé, ils n'éprouvent
pas les bienfaits qu'ils en espéraient et encore beaucoup d'entre
eux, sans avoir obtenu une complète guérison, partent, attendant dans un temps prochain l'effet curateur. Espérance bien
préjudiciable au but qu'ils se sont proposé, en ne donnant pas
à la cure le temps d'agir sur tout l'organisme ; aussi voient-ils
le mal revenir bientôt après. Ce préjugé se perpétue à Montbrun ; il a pris créance parmi les anciens habitués qui buvaient
autrefois les eaux à dose purgative, persuadés que leur action
médicatrice était proportionnelle à la quantité du liquide ingéré.
En effet, ils buvaient jusqu'à satiété, jusqu'à l'excès même,

sans se douter des résultats désastreux qui pouvaient advenir ; et on eut plus d'une fois à le déplorer, sans parvenir jamais à convaincre ceux qui en étaient témoins ou victimes.

La plupart du temps, on n'arrive à une station spéciale d'eaux sulfureuses qu'après avoir essayé de toute espèce de remèdes, même de traitements, dirigés par les médecins les plus capables, les plus versés dans la médecine pratique.

Convaincus d'ailleurs de l'insuffisance des remèdes contre des affections très-susceptibles de recrudescence, les baigneurs semblent ignorer que si une 2ᵉ saison, une 3ᵉ même à la rigueur, n'est pas toujours indispensable, elle peut être toujours très-utile, avantageuse, soit pour confirmer le résultat de la première, soit pour aider à se débarrasser du germe morbide dont peut être entachée l'économie et qui, jusque-là probablement, avait entretenu la maladie.

Jaloux de leurs véritables intérêts, ils se montreraient plus dociles aux avis de l'expérience de ceux autorisés à [les guider, et l'on ne se croirait pas complétement guéri parce que les symptômes extérieurs auraient disparu.

Le devoir du médecin est de les détromper. Un temps moral, une durée suffisante plus en rapport avec la gravité, l'étendue ou la chronicité de l'affection est plus que nécessaire, elle est indispensable.

Ces réflexions ont plus de portée si on les applique aux maladies des voies respiratoires, toujours graves et dangereuses. Elles ont la même importance appliquées à celles de la peau, si variées dans leurs formes, si pénibles parfois à supporter quand elles viennent vous imposer l'isolement par la répugnance ou le dégoût qu'elles peuvent traîner à leur suite. Aussi, on ne devrait jamais s'exposer à l'obligation de fléchir devant la nécessité de s'en débarasser à tout prix.

En agissant ainsi, les insuccès si fréquents des meilleures eaux sulfureuses cesseraient, ou tout au moins leur nombre serait diminué très-sensiblement, si ce n'est pour des maladies dont la provenance est un vice réfractaire à leur efficacité spéciale. Par une telle conduite, on s'épargnerait bien des déceptions et précisément, faute de ces précautions dont je parle, on ne retire pas d'une ou plusieurs saisons balnéaires tout le profit désirable, tout le bien qu'on était en droit d'en attendre.

Tout tend aujourd'hui, tout converge en médecine vers une application exclusive spéciale de certaines méthodes curatives s'adressant à tous nos maux.

En s'élevant contre cet abus de tout promettre au risque de ne pouvoir rien tenir, on se demande si, en voulant trop étendre l'action de certaines eaux thermales, on ne finira pas par amoindrir leur vulgarisation. Et c'est là, sans contredit, un des motifs qui ont amené déjà certaines personnes notables, même des praticiens, d'ailleurs très-capables et très-expérimentés, à mettre en doute la puissance médicatrice spéciale de chaque eau minérale, de celles à renommée méritée ou acquise par le bruit fait autour d'elles. Ces préventions et ces doutes nous paraissent provenir de ce qu'on a trop cherché de nos jours à généraliser leurs vertus, même celles qui n'en ont pas besoin ; aussi la déconsidération pourrait bien leur venir un jour de ces éloges jetés à profusion en pâture à la sotte crédulité du public et des malades : ces derniers restant bien excusables, toutefois, de croire trop facilement à la disparition de leurs maux, d'espérer ce qu'on désire le plus, ce qu'on a de plus cher, la santé.

Traitement et observations cliniques.

Quand on parle des maladies spéciales de la peau, traitées dans les stations d'eaux sulfureuses, on écarte, par ce titre, le plus souvent, toutes les affections du derme, qui sont seulement le produit ou le symptôme d'une pyrexie, d'une fièvre exenthématique, comme celles qui sont le résultat d'une maladie générale ayant infesté l'organisme, telles que la syphilis et les scrofules, etc.

Les eaux sulfureuses, en général, s'emploient exclusivement ou à peu près, contre des affections chroniques, bien rarement aiguës, par leur forme et leurs symptômes, mais le plus souvent chroniques par leur durée, leur nature rebelle et leur tendance à se reproduire malgré un traitement sulfureux bien conduit. C'est dans ces affections herpétiques ou dermatoïdes que les eaux de Montbrun ont obtenu leur première renommée et de brillants succès ; mais, nous l'avons déjà fait observer, ce n'est pas là leur seul mérite, ni les causes exclusives de leur réputation.

Mieux étudiées et mieux appliquées aujourd'hui, on s'est aperçu, avons-nous dit, de leur action spéciale sur les muqueuses des voies respiratoires et des intestins : mais ce n'a pas été sans quelque étonnement d'abord, que ceux qui les essayaient constatèrent cette double action contre des affections si rebelles et si disparates. Nous ne disons pas qu'elles guérissent toujours ni qu'elles soient également favorables à tous les individus atteints de ces deux genres d'affections. Malheureusement il y a des altérations tellement opiniâtres, liées qu'elles sont à la constitution virulente de certains malades, que leur traitement vient échouer devant la gravité des désordres qui les a produits.

Néanmoins, on peut émettre cette opinion sans trop de présomption : les eaux sulfureuses de Montbrun conviennent à peu près à toutes les affections spéciales de la peau et des voies aériennes, n'importe les diverses formes qu'elles prennent, n'importe les degrés d'irritation ou d'inflammation qu'elles ont présenté avant de passer à l'état chronique. On ne doit pas s'en trop étonner : toutes les maladies de la peau, dans leur protéisme élémentaire ou anatomique, empruntent de leur siége un caractère spécifique, un génie particulier qui se remplace, se transforme les unes dans les autres et qui se transmet par l'hérédité. Sortant donc d'un principe commun, elles sont combattues avec succès par les mêmes moyens, par une médication spéciale, modifiable cependant dans ces exercices, suivant les changements qu'apportent la nature ou l'origine des dartres, la constitution et l'âge des individus.

C'est ainsi que le médecin des eaux est amené à mitiger, par l'eau douce, l'eau sulfureuse, trop excitante, ou à y ajouter, suivant le degré d'irritation, de sécheresse ou d'humidité de l'eczéma ou de toute autre dartre irritée, une solution de gélatine ou d'amidon ; tandis que, d'autres fois, il est forcé de faire précéder le traitement de quelques bains d'eau douce modifiés encore par la température à laquelle on doit les employer.

L'eau minérale prise intérieurement à dose purgative, excitante ; les lotions ou fomentations, faites avec elle ou coupées avec quelques liquides adoucissants ou acidulés, seront d'autant plus actives, plus salutaires, aideront d'autant mieux à l'action des eaux, qu'on apportera plus de soin à bien étudier l'idiosyncrasie du dartreux ou du tuberculeux confié aux soins du médecin.

Les eaux de Montbrun sont efficaces, avons-nous dit dans le cours de ce travail, sur toutes les affections chroniques des poumons en général, surtout dans les affections catarrhales caractérisées par une hypersécrétion des muqueuses, des bronches et du tissu cellulo-séreux de cet organe.

Sujettes à des récidives fréquentes et à un état aigu accidentel, ces affections peuvent exister simplement ou se rattacher à une diathèse rhumatismale scrofuleuse ou herpétique. Ce qui nous fait comprendre le mode d'action des eaux sulfureuses sur elles, c'est qu'elles agissent sur les produits de la sécrétion dont elles facilitent l'expulsion en les fluidifiant et en exerçant une stimulation minéro-thermale sur toutes les fonctions plastiques et nutritives.

Cette action spéciale sur les muqueuses peut être comparée à celle attribuée aux baumes et aux résines employés dans les catarrhes pulmonaires, dans l'asthme, dans les coryzas chroniques, dans les bronchites, dans les laryngites granulées ou non ; mais il faut savoir varier leur mode d'application suivant les constitutions, les idiosyncrasies des malades qui vous sont confiés, car elles peuvent réveiller et réveillent souvent par leur action excitante toutes les affections diathésiques dont le sujet est porteur. Voilà pourquoi, par suite de l'excitation qu'elles provoquent, on leur attribue cette action modificatrice des sécrétions et des résorptions, afin de remonter les forces de l'organisme dans toutes les affections qui le débilitent.

Citons quelques exemples, quelques observations qui viennent confirmer la règle, appuyer l'assertion.

1ʳᵉ OBSERVATION.

ACNÉ. — ASTHME.

M. X.. capitaine au cabotage, âgé de 69 ans, de taille élevée, bien charpenté, autrefois vigoureux, mais dont les fatigues de la mer, puis des maladies graves des poumons ont ruiné la santé et compromis l'existence, était atteint, depuis longues années, d'asthme humide, grave et d'une acné tuberculeuse, dont le siége occupait toute l'épaule droite, une partie du cou, de la tempe et du front du même côté, avec ulcération squameuse sous laquelle on voyait une peau couperosée et parsemée de cicatrices irrégulières, profondes, stygmate des diverses phases qu'avait subi toute cette partie du corps. Il demanda à m'accompagner, en désespoir de cause, à Montbrun, afin d'essayer, sans trop d'espoir, un traitement qui apportât quelque soulagement à sa triste position.

Presque chaque hiver, il était mis à deux doigts de sa perte par la double affection contre laquelle avaient échoué les traitements les plus énergiques et même les spécifiques de la médecine rationnelle ou empirique. Sa carrière brisée, ses ressources épuisées, il s'était vu forcé de se retirer comme incurable, vers 1869, dans la grande maison hospitalière dont je suis le médecin depuis plus de vingt-deux ans ; je me demandais s'il pourrait supporter les fatigues d'un voyage de douze heures, si sa bonne volonté, si son énergie ne seraient pas mises en défaut : car il avait passé presque tout l'hiver de 1874-1875 dans son lit, « toussant et crachant ses poumons, » comme il le disait, et, par surcroît de misère, son acné avait éprouvé, au commencement du printemps, un violente recrudescence, s'accompagnant d'un prurit insupportable, occasionnant une insomnie presque continuelle. J'avais obtenu du Supérieur de Saint-Jean-de-Dieu l'aide d'un frère intelligent, porteur lui-même d'un eczéma étendu, qui venait suivre aussi un traitement thermal à Montbrun.

M. X., malade depuis plus de douze ans, avait beaucoup maigri; il était cassé, voûté, il n'était que l'ombre de lui-même ; l'appétit se maintenait encore, mais dans de faibles proportions ; aussi n'étais-je pas sans inquiétude sur les suites d'un traitement auquel j'allais le soumettre sur sa prière expresse.

Arrivé le 14 juin 1875, il en repartait un mois et demi après, sinon guéri, du moins fortement soulagé et dans un état d'amélioration générale remarquable, qui s'est soutenue jusqu'ici. L'appétit, sous l'influence du traitement thermal, était vite revenu et avec lui les forces, la gaieté et un certain embonpoint, accompagné de l'espoir et presque de l'assurance qu'une nouvelle saison devait lui rendre la santé, malgré son âge et ses nombreuses infirmités. Depuis son retour à Marseille, je le vois chaque matin : l'asthme n'a eu ni grande intensité, ni éprouvé aucune recrudescence comme par le passé ; il va et vient, il craint néanmoins le retour actif de son acné, bien qu'elle n'ait plus suppuré, depuis son retour à Marseille, mais elle reste là, à l'état latent, comme une menace perpétuelle. A tout prendre, il ne s'est jamais peut-être mieux porté, et M. X. attend avec quelque impatience l'ouverture de la saison pour s'y rendre, si ses faibles ressources ne lui font pas défaut.

Ai-je besoin de dire que bains, douches, boissons minérales ont été tour à tour ou simultanément employées, avec circonspection toutefois, mais avec fermeté, pendant son séjour à Montbrun? Faut-il que j'avoue qu'il a fallu plus d'une fois modérer et supprimer parfois les douches et les bains, afin de lui accorder quelque répit, à cause des poussées de l'acné ravivées par le traitement? Certes nous ne nous sommes jamais fait illusion sur son état et nous ne devons pas espérer une guérison complète, mais les notables améliorations survenues dans un double cas si grave d'asthme et d'acné, nous donnent le droit de mettre à l'avoir de la station thermale un tel résultat.

2ᵉ OBSERVATION.

ECZÉMA.

Le sieur X, frère de Saint-Jean-de-Dieu à Marseille, âgé de quarante-cinq ans environ, d'un tempérament sec et nerveux, grand de stature mais d'une maigreur prononcée et d'une santé délicate, était arrivé à Montbrun, atteint depuis assez longtemps d'eczéma, dont le siége était aux jambes et à l'intérieur des cuisses et disséminé un peu sur toutes les parties du corps; un prurigo intolérable pendant la nuit le tourmentait. Il avait été traité par moi à la maison hospitalière avec des bains sulfureux qui le soulageaient momentanément; mais l'eczéma, reparaissait bien vite avec une désespérante ténacité.

Arrivé le 14 juin 1875, avec celui qui vient de faire le sujet de l'observation qui précède, ce frère fut, dès le lendemain de son arrivée, soumis aux bains et plus tard aux douches thermales; quelques verres d'eau minérale lui furent prescrits, et, peu de jours après, il voyait disparaître toutes les traces de l'eczéma, avec cette démangeaison qui lui rendait les nuits pénibles et sans sommeil; mis en garde par la facilité avec laquelle l'affection revenait, je le gardai à Montbrun et je lui fis continuer le traitement thermal pendant plus d'un mois : aussi s'en retourna-t-il à Marseille tout à fait débarrassé de sa triste affection, et sa guérison a persisté; sa santé s'est améliorée, sa constitution s'est fortifiée, et il est parti ces jours derniers de la maison hospitalière de Saint-Jean-de-Dieu, pour se rendre à Lille, à la maison de Lomelai, où ses supérieurs l'appelaient, plein de force et de vigueur, nous laissant la conviction d'une guérison complète et durable.

3e OBSERVATION.

M. X... de M..., m'avait confié un de ses fils, dans des conditions de santé peu rassurantes. Ce jeune homme se plaignait de douleurs vagues derrière le thorax, en arrière et au bas des épaules ; plusieurs catarrhes contractés au moindre froid avaient nécessité des soins assidus et assez souvent un repos au lit ou dans la chambre ; parfois même ils avaient nécessité des vésicatoires sur les côtés et autour de la poitrine avec des interruptions fréquentes dans ses occupations habituelles, imposées par son médecin, notre ancien ami, M. Benoit, professeur à la faculté de Montpellier, d'ailleurs excellent et habile praticien. Il avait été le premier à conseiller à la famille l'envoi à Cauterets du jeune F., qui, lorsque je le vis, avait déjà fait deux saisons à cette station thermale sans parvenir à se débarrasser de cette fâcheuse disposition aux rhumes et aux catarrhes bronchiques ; car pendant l'hiver 1874-75 il s'était vu contraint de garder le lit pour une broncho-pneumonie assez sérieuse, qui l'obligea de nouveau à suspendre ses études de droit pendant plus de deux mois.

C'est en mai 1875, à mon dernier voyage à Montpellier, que je le trouvai dans ce pénible état, après deux saisons consécutives à peu près infructueuses, quoique son séjour à Cauterets eût été de plus d'un mois chaque fois.

J'étais désireux de voir ce que pourraient les eaux de Montbrun, là où paraissaient avoir échoué celles si renommées des Pyrénées : aussi, malgré l'avis de notre confrère et ami, le père du jeune J. ne fit aucune difficulté de me le confier, étant convenu que je le renverrais bien vite à Cauterets, si je m'apercevais que les eaux ou le climat de Montbrun lui fussent contraires ou seulement peu favorables. Il arriva donc à Montbrun, le 28 juin, à peine convalescent de sa dernière secousse ; il était faible, avait peu de courage et son appétit ne répondait pas à celui d'un jeune homme de vingt-quatre ans.

Sa maigreur était considérable, il avait une tendance au repos, dépendant bien plus de son état maladif, que de la paresse ou de l'insouciance. Quelques douches, quelques bains et quelques demi-verres d'eau de la source des Roches lui furent prescrits, avec des inhalations presque journalières. De petites excursions sur les montagnes de Montbrun, lui furent conseillées et il prenait quelques tasses de lait de chèvre, matin et soir, chez un fermier des environs; l'air vivifiant et embaumé des montagnes, couvertes de thym et de lavande, ramena bientôt l'appétit avec les forces et cette plénitude de santé, attributs de la jeunesse qui se sent vivre à nouveau.

Au lieu d'une saison d'un mois, il en resta deux auprès de nous, m'exprimant toute sa satisfaction d'avoir suivi mes conseils, et il descendit de Montbrun, alerte et content du bon air de nos montagnes du Ventoux, comme de l'efficacité de nos eaux sulfureuses. Ce bien-être s'est continué, jusqu'à ce jour; plus de douleurs vagues, plus de catarrhes inquétants cet hiver ; il se dispose, on le comprend sans peine, à remonter à Montbrun, autant par reconnaissance que pour achever un traitement thermal qui a commencé sous de si heureux auspices.

Voici la lettre que je recevais, fin décembre, de M. J... :

« Monsieur,

« Emile a dû vous porter des nouvelles toutes fraîches de mon « état. Ma santé va toujours s'améliorant. Je tiens à le constater « moi-même par reconnaissance envers vous et le pays hospitalier « de Montbrun.

« Ce n'est pas la première fois que je vous en parle et si je me « répète un peu, il faut l'attribuer au souvenir du bien-être que « j'éprouve depuis mon retour de Montbrun. Voilà plus de trois mois « que j'ai repris mes occupations ; je travaille modérément, mais « sans répugnance aucune.... »

4ᵉ ᴇᴛ 5ᵉ OBSERVATIONS.

LARYNGO-BRONCHITE PLEURO-PNEUMONIE ANCIENNE AVEC PHARYNGITE
GRANULEUSE.

« Mˡˡᵉ B... des environs d'Orange, 24 ans d'âge, m'écrivait son
médecin, a été atteinte, il y a environ deux ans, d'une pleuro-pneu-
« monie à gauche passée à l'état chronique. »

« Le pharynx a présenté une éruption granuleuse, avec rougeur
« des piliers des voiles du palais et de la paroi postérieure du
« pharynx, la toux est constante, opiniâtre, accompagnée de douleurs
« sous-scapulaires ; il y a suffocation par le moindre exercice avec
« retentissement sur le rhythme cardiaque : en résumé, maladie sé-
« rieuse, intéressante sur un sujet digne d'attention à tous les
« points de vue. » Cette lettre me fut remise par Mademoiselle B....
dès son arrivée à Montbrun, vers le 20 juillet.

Un examen attentif me fit reconnaître la gravité de la maladie avec
tous les symptômes sur lesquels avait bien voulu appeler toute mon
attention le médecin capable qui lui avait donné des soins intelligents
pendant plus de deux années, sans parvenir à la débarrasser de
sa tenace et cruelle maladie. La malade ne présentait pas de fièvre
dans la journée, mais tous les soirs il y avait paroxysme, le sommeil
était troublé, quoique assez réparateur, et l'appétit, un peu capri-
cieux, se soutenait assez. La malade, paraît-il, n'avait pas très-sensiblement maigri, mais sa figure reflétait déjà le malaise qui accompagne les affections de poitrine parvenues à un certain degré d'intensité ; toutefois on pouvait espérer encore un arrêt dans la marche
ascensionnelle et peut-être encore une guérison. Mes encouragements
ne firent pas défaut à cette intéressante malade. Je lui prescrivis un
régime doux et fortifiant à la fois, avec quelques tasses de lait
beurrée, le soir et le matin ; je l'engageai à ne commencer son
traitement thermal qu'après deux jours de repos et un léger laxatif,
à cause de l'existence d'une habituelle constipation.

Après ce repos, je lui prescrivis un bain de 30 minutes, le matin
à la température de 33 degrés, et une inhalation le soir de 10 minutes d'abord, en augmentant peu à peu la durée jusqu'à 30 minutes,

lui recommandant de ne boire que deux à trois quarts de verre d'eau des Roches par jour et un exercice répété, mais sans fatigue, dans le parc et aux environs, et une douche à 30 degrés, de deux jours l'un, lui fut ordonnée.

Quelques jours après, je pus constater un peu d'amélioration. Sa respiration était plus grande et il y avait moins de suffocation au moindre exercice. Mais 15 jours à peine après son arrivée, alors que le traitement paraissait se présenter sous d'heureux auspices, je ne sais pour quel motif ou plutôt sous quel prétexte, je la vis avec peine retourner dans son pays, où elle ne tarda pas à perdre les bienfaits obtenus dans une première saison, trop courte pour avoir enrayé ou arrêté les progrès du travail morbide qui avait compromis déjà son existence et devait reparaître sous les même influences qui l'avaient produit.

Il est toujours pénible pour un médecin des eaux de voir des malades, atteints d'affections si graves, mais susceptibles pourtant encore d'amendement ou même de guérison, suspendre un traitement qui pouvait être couronné de succès, et cela malgré tous les efforts de celui-ci, impuissant à leur faire comprendre le préjudice qu'ils se portent à eux-mêmes et le danger que court leur santé par une telle conduite.

Ces interruptions, dans de pareilles conditions, ne sont pas seulement préjudiciables au malade, elles viennent préjudicier à l'art, en laissant croire à son impuissance, quand tout le blâme revient au malade ou à sa famille.

GASTRALGIE. — LARYNGO-BRONCHITE.

Une observation du même genre vient à l'appui de ma manière de voir et va la confirmer.

La malade qui fait le sujet de la 1re observation, pouvait se soigner en prenant tout le temps nécessaire pour un traitement complet, qui eût abouti, au lieu de s'en retourner brusquement, avant d'avoir comprimé ou détruit le mal dans son évolution ·funeste : sa famille ne pouvait se faire illusion sur le danger qu'on bravait ; elle préféra courir de nouveau aux aventures, ce qu'on lui proposait de faire.

La jeune personne qui va faire le sujet de la seconde obser-

vation n'était plus dans les mêmes conditions, il y avait des circonstances atténuantes. Sa famille était dans la gêne, bien près de
la misère, et la pénurie excuse toujours ce qu'on ne peut faire, pour
la santé d'un enfant chéri.

Un autre de mes confrères m'écrivait à la même époque :

« La jeune X... âgée de 23 ans, est atteinte depuis deux ans de
« gastralgie et je crois qu'une saison aux eaux thermales de Mont-
« brun lui serait très-utile, indispensable même ; cette fille est à
« peu près orpheline et, de plus, se trouve dans une situation très-
« génée ; je la recommande à votre bienveillance et à votre géné-
« rosité. »

Par *post scriptum* un autre confrère ajoutait :

« Je me joins à mon confrère et ami pour vous recommander la
« jeune et intéressante malade ; ayant été appelé à lui donner des
« soins assidus, je dois signaler chez elle une laryngo-bronchite,
« contre laquelle devra être dirigé en partie le traitement. »

Je fis tout ce que désiraient mes deux estimables et bien dignes
confrères, mais la malade ne pouvait y consacrer que dix à douze
jours. Bains, douches, boisson, inhalation, tout fut donné et admi-
nistré, avec largesse et générosité ; une notable amélioration, presque
la guérison s'en suivit : mais l'insuffisance du temps et des moyens
devait tout faire avorter ; et rendue chez elle, tout revint à son point
de départ, sans profit par conséquent pour personne. Ainsi en fut-il
des deux sujets de ces deux observations, trop souvent en est-il de
même d'un grand nombre qu'on pourrait signaler et qu'on pourrait
consigner ici.

Les bienfaits des eaux thermales cessent trop souvent à cause de
leur courte durée, et cela doit être, si le traitement s'adresse à des
maladies chroniques, à des affections surtout, qui atteignent les organes les plus essentiels ; car en hydrologie comme en thérapeutique, le premier précepte des aphorismes d'Hippocrate est de tous
les temps et s'applique en médecine à tous les systèmes indistinctement : *Principiis obsta sero medicina paratur.* Les malades
comme les médecins doivent en faire leur règle de conduite ; on
l'oublie ou on le néglige trop souvent dans la pratique. Les premiers

accusent le médecin et l'art d'impuissance, quand ils sont les seuls coupables, par la négligence, par l'incurie apportées par eux à se traiter en temps opportun, à appeler le médecin avec l'art à leur secours. Le plus souvent ils n'appellent l'un et l'autre qu'après avoir essayé en vain ou abusé du charlatanisme et de l'empirisme ignorant, qui foisonne et fleurit plus que jamais tout à l'entour des véritables secours de la médecine, parce qu'il est toujours plus facile et plus commode d'accuser autrui que de s'accuser soi-même, de rejeter tout sur une l'impuissance de l'art, que sur la nature du mal, ou sur la mauvaise constitution de l'individu, surtout sur cette coupable indifférence des parents ou des amis pour la santé des leurs, afin d'écarter au plus tôt les maux nombreux qui viennent les assaillir.

6e OBSERVATION.

Emphysème des poumons, asthme humide.

M. G^r, des environs de Marseille, ancien négociant, aujourd'hui comptable, âgé de 41 ans, d'un tempérament sec, nervoso-bilieux, très-impressionable, était sujet, depuis quatorze ans, à des rhumes fréquents ; il était atteint d'asthme humide depuis plusieurs années déjà, lorsque, pendant l'hiver de 1874-75, il fut atteint d'une bronco-pneumonie sérieuse qui vint aggraver son état maladif, et l'engorgement des poumons devint plus prononcé ; il eut des hémoptysies inquiétantes, qui l'astreignirent au repos et à un régime sévère et prolongé; son médecin dût lui conseiller les eaux de Montbrun, il refusa de s'y rendre, mais à la vue des progrès du mal il s'y décida, et arriva le 2 août. Examiné par moi, dès le lendemain, je trouvai le bruit respiratoire rauque, bruyant; j'observai du gargouillement à la partie postérieure de la poitrine et un engorgement étendu des poumons du côté gauche surtout : ses crachats étaient purulents ; il se plaignait déjà de sueurs nocturnes, de la fièvre le soir, peu ou point de sommeil, il disait avoir sensiblement maigri, ses digestions étaient difficiles, et l'appétit presque nul.

Très-préoccupé de son état, il avait des pressentiments sinistres;

il parlait de sa fin prochaine ; triste et abattu, il voulait retourner chez lui, après quelques bains et douches qui paraissaient, disait-il, agraver sa triste position plutôt que l'améliorer.

Je l'engageai à persévérer et je lui conseillai le lait de chèvre, avec quelques courtes excursions dans la campagne, l'assurant être moins malade qu'il ne le supposait, que les eaux de Montbrun lui seraient favorables et amenderaient son état.

Rassuré par mes paroles, il persista à prendre quelques douches et deux inhalations de 15 minutes chaque par jour, avec deux à trois verrées d'eau des Roches.

Plusieurs fois, trop fatigué par le traitement thermal, il dut le suspendre à cause de l'étouffement qu'il éprouvait parfois la nuit et même le jour, après les exercices hydrologiques.

Sa persévérance à bien suivre mes conseils, la confiance que j'étais parvenu à lui inspirer, aidé de la dialectique et du régime prescrit, amenèrent une amélioration notable ; sa respiration devint plus grande, moins rude, plus facile ; la douleur dont il se plaignait entre les deux épaules, à gauche principalement, disparut, son sommeil fut plus calme, moins pénible, moins agité ; il se reprit à espérer. La force morale lui était revenue, mais elle s'affaissait si son sommeil était troublé, si l'asthme se réveillait et le tourmentait de nouveau, si ses crachats qui étaient devenus moins épais, moins purulents, plus spumeux, accessibles à l'air, reprenaient cette couleur grisâtre ce blanc terne et sale qu'ils avaient à son arrivée. Si sa respiration redevenait sifflante, si l'air n'avait plus cet accès aussi facile dans les vésicules pulmonaires qu'avait amené le traitement au milieu de cette atmosphère vivifiante des montagnes, il venait alors auprès de moi reprendre un peu de courage, se remonter le moral, pour avoir la force de continuer ses inhalations avec les douches écossaises et un bain de 15 minutes à 32 ou 33 degrés, les seuls qu'il prît presque dès le commencement et qu'il continuât jusqu'à son départ, effectué dans les premiers jours de septembre.

A cette époque, son état général, moral et physique, avait pris le dessus : il était redevenu gai, ses nuits étaient meilleures, ses crachats plus blancs, d'un meilleur aspect, ils étaient aérés, moins denses, plus muqueux et rendus en bien moindre quantité. Je l'ai vu plusieurs fois depuis à Marseille venir me demander des conseils qu'il a

suivis ; il a pu reprendre son travail, se livrer à ses occupations
journalières.

Aussi, malgré les froids rigoureux de novembre et décembre, les
améliorations obtenues à Montbrun n'ont pas disparu et se sont main-
tenues : il se plaint bien moins de son asthme que les années précédentes ; il a moins contracté de corizas, de ces bronchites si fréquentes les hivers précédents. En ce moment, d'après mes conseils,
il prend les eaux de Montbrun pulvérisées et en boisson ; il s'est
procuré un pulvérisateur nouveau modèle, plus puissant et plus
commode, dont il se trouve très-bien, en attendant une nouvelle
saison à Montbrun, qui, bien certainement, améliorera encore plus
son état, et pourra le ramener à un état de santé bien supérieur à
celui des années précédentes, heureux et satisfait d'avoir suivi mes
conseils, et disposé à les suivre encore pour obtenir plus et mieux,
s'il est possible.

Ci-joint la lettre que M. G^r m'écrivait ces jours derniers :

« Cher monsieur Flavard,

« Comme j'ai eu l'honneur de vous le dire l'année dernière, en
« arrivant à Montbrun, je souffrais d'un emphysème pulmonaire dont
« je suis atteint depuis une quinzaine d'années.

« Il y a trois ans, ma maladie se compliqua d'une pleurésie ; pen-
« dant ma convalescence, qui fut très-longue, mon docteur, M. S...,
« me conseilla les eaux de Montbrun.

« L'année dernière, ma maladie chronique prit de telles propor-
« tions, que je n'eus plus un moment de repos : l'oppression était
« continuelle, je ne dormais plus dans mon lit.

« J'étais dans cet état depuis trois mois, lorsque, me rappelant la
« recommandation de mon docteur, je me rendis à Montbrun, ac-
« compagné d'un ancien pensionnaire..... un joyeux compagnon
« de voyage, que vous avez pu apprécier pendant son séjour à
« Montbrun.

« J'étais bien triste et découragé quand je me rendis à votre ca-
« binet, et pourtant j'en sortis soulagé ; vous aviez fait la cure du
« moral.

« A partir de ce moment, je suivis exactement votre traitement

« par les eaux et les douches, et, quelques jours après, je dormais
« dans mon lit ; l'appétit revint, au point que j'en fus étonné.

« Depuis cette époque, j'ai presque toujours dormi dans mon lit
« et conservé l'appétit.

« C'est ce qui m'a décidé, dans ces derniers temps, à faire usage
« de votre eau des Roches en pulvérisation, pour terminer la saison
« d'hiver.

« En attendant la prochaine saison des eaux, je vous prie, etc. »

L'air est peu agité à Montbrun ; il l'est moins que dans beaucoup
d'autres stations thermales, avons-nous dit ; il est, par conséquent,
mieux supporté par les organisations délicates. L'action sédative de
son climat sur les asthmatiques, sur les phthisiques, sur tous ceux
qui sont atteints d'emphysème pulmonaire, de bronchite chronique,
de laryngite granulée, et c'est ce qui est arrivé pour M. G... : toutes
les muqueuses étaient atteintes, et s'il recouvra bien vite le repos et
le sommeil, c'est qu'il fut bientôt acclimaté, dès que le traitement
eut agi sur ses poumons. Tout changement brusque d'altitude
amène toujours un peu de trouble à sa suite. Les gens catarrheux,
asthmatiques, sont très-impressionnables ; aussi le passage d'un milieu dans un autre milieu les éprouve et est toujours quelque peu pénible ; à Montbrun, il l'est moins pour ces sortes de malades, à cause
de la fixité et de la sécheresse de son atmosphère, toujours égale,
toujours tempérée, ce qui contribue, pour sa part, aux succès relatifs
très-marqués obtenus par eux au cours d'un traitement. M. G... était
gravement atteint, très-fatigué, et il ne faut pas s'étonner s'il fallut,
plus d'une fois, suspendre le traitement, le modérer, précisément à
cause de cette susceptibilité maladive, qui le rendait si impressionna-
ble aux moindres contrariétés, aux moindres variations atmosphériques. Et pendant tout le mois d'août de 1875 (les désastres de la
Garonne et du Languedoc sont dans les souvenirs de tous), on
éprouva de nombreux orages qui venaient mourir aux pieds du Ventoux, en nous couvrant de leurs éclaboussures, et M. G... ne fut pas
le seul, malheureusement, à s'en ressentir ; tous nos catarrheux,
tous nos rhumatisants eurent à s'en plaindre. Si M. G... avait ren-
contré une saison meilleure, très certainement les résultats obtenus
eussent été tout autres ; mais ce n'est que partie remise, nous l'espé-
rons bien.

Les affections rhumatismales, traitées à Montbrun, sont fréquentes, nombreuses : l'action spéciale ou spécifique de ses eaux les combat avec succès, aussi bien que les affections dartreuses, quoiqu'elles aient une température basse et peut-être à cause de cette parenté due aux diathèses de certains rhumatismes avec la diathèse-psorique admise ou soupçonnée par quelques praticiens, car on ne peut pas démontrer le lien qui les unit dans leur évolution, autrement peut-être que par l'identité du traitement qu'on peut leur appliquer, ce qui semblerait leur donner parfois une même origine, une nature psorique, sans avoir le plus souvent ni le même siége dans leur manifestation, ni le même résultat dans les désordres organiques qu'ils provoquent.

Quoi qu'il en soit d'une semblable hypothèse, les rhumatismes comme les maladies de la peau, y trouvent souvent une guérison longtemps, vainement cherchée ailleurs, et plus fréquemment une amélioration ou un soulagement qu'on avait presque désespéré d'obtenir, ne l'ayant qu'imparfaitement ou nullement trouvé dans l'arsenal de la thérapeutique usuelle, et c'est la seule parenté que nous leur accorderons pour le moment, nous réservant de traiter plus tard un tel sujet, afin d'essayer d'élucider une question encore en litige.

7ᵉ OBSERVATION.

RHUMATISME.

Arrivé à Montbrun, 21 juin, reparti 24 juillet, M. F. de Saint-Thibery, âgé de 45 ans, était venu me trouver à Marseille avec sa mère, pour me consulter par la crainte d'une recrudescence d'affection grave des poumons, pour laquelle je l'avais traité avec succès dans sa jeunesse, il y a plus de 25 ans : elle avait cédé à des vésicatoires promenés sur la poitrine et dix à douze cautères à pois, conservés pendant plusieurs années sur le thorax, avec l'usage long-temps continué de l'huile de foie de morue, des viandes saignantes et des vins généreux.

J'allais partir pour Montbrun ; je lui donnai quelques conseils et je rassurai sa mère, fort alarmée sur l'état de son fils. Je lui donnai rendez-vous à Montbrun, au cas où il se déciderait à venir y essayer une saison. Bien que je ne fusse pas trop alarmé sur l'état de ses poumons, en le voyant fort et robuste, toutefois on pouvait craindre un retour de sa tuberculose, malgré toutes les apparences d'une riche santé, puisqu'il toussait et crachait beaucoup, me disait sa mère. Étant venu, comme nous en étions convenus, fin juin, je ne fus pas peu surpris de lui trouver toute la jambe droite enflée (peu dou-loureuse toutefois), principalement aux environs de l'articulation, s'irradiant jusque sur le pied et le gros orteil vers sa partie tar-sienne.

J'appris alors qu'il avait été atteint de douleurs rhumatismales, ce qui ne m'étonna pas, puisqu'il était maître meunier depuis son enfance.

Malgré cet état, et confiant dans sa bonne constitution, j'espérai que quelques douches, quelques bains généraux feraient justice de cette affection rhmatismale. Mais quelques écarts de régime, quelque imprudence commise dans la durée et la température de la douche et dans celle des bains, amenèrent bientôt une exacerbation inquiétante ; la douleur se réveilla avec intensité pendant la nuit, il y eut fièvre et insomnie avec perte d'appétit, et gonflement plus considérable encore de la jambe, mais surtout du pied et de l'orteil. Il y avait diffi-culté pour se mouvoir et marcher. Il fallut suspendre tout traitement thermal, garder le lit et appliquer des sangsues, des émollients, des liniments camphrés et opiacés, le soumettre à une diette absolue pendant plus de trois jours. Ce traitement et ce régime amenèrent le calme, la douleur diminua d'intensité, l'enflure de la jambe et du pied diminuèrent aussi : il put se lever, mais il boitait et la plante des pieds restait douloureuse. Huit jours après, je lui fis recommencer les douches et les bains en abrégeant leur durée et abaissant leur température jusqu'à 32 degrés centigrades, en ayant soin, après cha-que exercice, de le faire coucher et d'envelopper la jambe et le pied de flanelle, dont il était d'ailleurs bardé comme tout meunier prudent.

Le calme se rétablit bientôt, la douleur cessa complétement, mais l'enflure de la jambe, quoique bien moindre, persista jusqu'à son départ après 35 jours de séjour à Montbrun. Ce qu'il faut noter, c'est la sueur critique qui s'établit ; sous l'influence des douches écossaises, précédées et suivies d'un bain de quelques minutes à 30 degrés, le côté droit et plus particulièrement la jambe et le pied malades transpiraient, la sueur y perlait (c'est le mot propre à employer) comme sur le front et le visage de ceux qui se livrent à un travail pénible pendant les fortes chaleurs.

J'aurais voulu le garder quelque temps encore, jusqu'à résolution complète. Ses affaires ne le lui permettaient pas. L'appétit était revenu ; il n'éprouvait plus de douleur dans la jambe ni dans le pied : il partit le 24 juillet, me promettant de me tenir au courant de ce qui se passerait.

Voici sa lettre, à la date du 3 août :

« Je suis dans l'obligation de vous aviser que j'ai ma jambe
« toujours dans le même état; je vous serais bien obligé si vous
« vouliez me dire si les bains de sable de mer me seraient utiles,
» ou quelques bains de mer. Vous saurez que, du genou au pied,
« je suis plein de petits boutons dont le bout est blanc; ils s'en vont.
« Réponse, s'il vous plaît, pendant que la mer est bonne. »

Je lui répondis d'en user, mais avec précaution. Il n'en fit rien. Un mois après, il m'écrivait de nouveau à Marseille, 4 octobre :

« A mon arrivée ici, j'ai eu une rechute très-violente de ma dou-
« leur rhumatismale; ma jambe est redevenue bien grosse ; j'ai eu
« la fièvre, j'ai tenu le lit, et j'ai vomi, pendant plusieurs heures, des
« matières épaisses et vertes, ce qui m'a beaucoup fatigué. J'ai dû
« appeler mon médecin ; aujourd'hui, tout cela s'est dissipé. J'ai
« beaucoup sué, la douleur a cessé complétement, mais la jambe est
« toujours un peu grosse. Je n'ai pu suivre toutes vos prescriptions.
« J'ai beaucoup fatigué depuis mon retour, à cause d'un surcroît de
« travail au moulin. »

Cette observation est intéressante à plus d'un point de vue. Venu à Montbrun pour y traiter une maladie, on ne peut dire imaginaire, mais dont on voulait prévenir le retour ou arrêter les progrès, je me suis vu contraint de traiter M. N... pour une maladie dont j'ignorais l'existence, dont il ne m'avait jamais parlé, et qui cependant s'était réveillée sous l'action excitante du traitement thermal, et dont je pouvais méconnaître la nature et les causes.

Le régime et le traitement thermal la réveillèrent avec violence, et me mirent dans la nécessité de le suspendre pour le reprendre, huit jours après, avec plus de circonspection et plus de connaissance de cause, afin d'arriver à une résolution complète des symptômes suraigus qu'avaient développés les procédés thermaux, sans pouvoir obtenir le dégorgement actif de la jambe et du pied, siége de rhumatismes antérieurs. Et pourtant, à quelque temps de là, cette poussée, ce réveil de rhumatisme, provoqués par un traitement un peu trop énergique d'abord, mais qu'on put cependant reprendre bientôt après, continuèrent cette action stimulante et curative par une poussée éruptive, prodrome d'une nouvelle crise violente, qui fit tout rentrer, sinon dans l'ordre parfait, du moins dans un état bien plus satisfaisant qu'au début.

Cette observation est instructive encore pour le médecin, afin de le mettre en garde contre certaines affections concomittantes ou antérieures, qui peuvent venir enrayer le traitement de la maladie qu'on lui a accusée, et lui donner aussi de la hardiesse pour le reprendre après une violente crise qui semblerait devoir lui interdire tout nouvel essai, dans la crainte de voir reparaître les mêmes accidents.

8ᵉ OBSERVATION

DOULEUR SCIATIQUE SANS CLAUDICATION.

Mᵐᵉ X... des environs de Cavaillon, âgée de 60 ans à peine, était tourmentée depuis de longues années par une douleur sciatique, qui occupait tout le membre pelvien droit, depuis les crêtes iliaques, le sacrum et les reins, jusqu'au-dessous du genou, s'exaspérant à la moindre fatigue et au moindre changement de temps. Un habile docteur d'Avignon, son parent et l'ami de la famille, lui avait pro-

digué infructueusement ses soins. Tous les remèdes, tous les
moyens avaient été tour à tour employés, sans obtenir d'autre résultat que des amendement passagers ; elle avait même essayé des bains
thermaux de Gréoulx, de Digne et autres stations thermales en re-
nom : elle avait fini par tout abandonner, régime, remèdes et médecin, vivant au plus mal avec son ennemi intime ; les enfants, d'ac-
cord avec le médecin, parvinrent à la faire condescendre d'aller à
Montbrun, suivre sous ma direction une dernière saison d'été, lui
promettant de ne plus la tracasser au sujet de sa sciatique.
Elle se rendit à leur désir et nous arriva en août, ayant traversé
l'un de ces orages, comme on en vit tant à cette époque, qui s'était
abattu sur les flancs du mont Ventoux, le paravent de Montbrun ;
c'était mal inaugurer une saison thermale contre semblable infirmité;
mais la dame qui nous arrivait, était forte et bien constituée. Elle
se présenta à notre clinique dès le lendemain de son arrivée : les
voies respiratoires étaient saines, toutes les fonctions animales - ré-
gulières ; nous avions à traiter une simple sciatique qui ne paraissait
se lier à aucun vice psorique ou autre ; on devait espérer et on était,
paraissait-il, en droit d'espérer une guérison complète. Pas de clau-
dication, pas d'enflure du membre, pas de gêne dans les mouvements;
les articulations ne présentaient aucune raideur notable.

Je lui prescrivis d'abord quelques bains, puis la douche écossaise
avec bain lui fut administrée tous les jours et cela pendant près
d'un mois. Un amendement sensible parut s'établir pendant la première quinzaine, mais la douleur se réveillait la nuit au moindre
changement de temps, exceptionnellement si variable, si fréquent
cette année. La famille se joignit à elle, et me demanda d'accorder
plus d'énergie au traitement thermal ; j'eus le tort d'y consentir :
la durée de la douche et du bain fut prolongée, la température élevée, celle de la douche fut portée à près de 40 degrés et malgré
tout cela les sueurs ne devenaient pas critiques, elles n'étaient pas
abondantes ; aucune sédation ne s'en suivit, comme nous l'avions
espéré ; au contraire, la douleur s'exaspéra, la marche, la déambula-
tion fut presque impossible, il fallut pendant plusieurs jours suspendre douches et bains. La patiente voulut les reprendre avec la
même énergie, mais sans résultat appréciable ; l'heure inexorable
du départ allait sonner ; des intérêts majeurs l'appelaient chez elle.
J'eus le regret de la voir partir dans cet état.

La *poussée*, la *crise*, comme on dit en hydropathie ou hydrothérapie, commencée à Montbrun se développa après son arrivée à sa campagne et l'obligea à garder un repos absolu, le calme fut lent à venir, mais il arriva ; et nous en avons pleine confiance, notre intéressante malade, aura été débarrassée de sa sciatique, espérons-le, pour toujours, en ayant soin de se soustraire à l'humidité, ce qui n'est pas toujours facile, et l'intention de revenir à Montbrun, ce qu'on ne négligera pas sans doute de faire.

Nous pourrions multiplier nos observations sur un très-grand nombre d'individus dont nous avons pu contrôler le traitement ; nous possédons des observations de catarrhes, de bronchites, de phthisie, de laryngite, de dermatoses de toute espèce, de rhumatismes chroniques, de gastralgies et de dyspepsies, après des convalescences pénibles.

Nous pourrions citer, non pas toujours des guérisons complètes, bruyantes ou merveilleuses, comme on dit vulgairement, mais presque toujours une amélioration notable, un arrêt dans les affections graves, insidieuses des poumons, qui ont une marche ou lente ou rapide vers une fin prochaine et inévitable, malgré tous les moyens pour l'enrayer ou la combattre, aidés de toute la sollicitude des parents et de tout ce que la science moderne peut mettre au service du praticien.

De cette étude clinique, que conclure ? qu'en ressort-il ? avons-nous besoin de l'exprimer ? L'efficacité des eaux de Montbrun, dans les affections dont nous avons parlé. Leur vertu médicatrice nous paraît dépendre des propriétés complexes dont elles jouissent et des conditions climatériques excellentes au milieu desquelles on les emploie, et auxquelles revient, d'après nous, une bonne part des heureux effets qu'on y obtient ou comme adjuvant ou comme moyen prophylactique.

De ce travail, tout incomplet qu'il peut être, il ressort incontestablement :

1° Que les eaux de Montbrun ont une action laxative, diurétique, apéritive et reconstituante, jouissent d'une tolérance rapide et d'inocuité sur l'estomac, en y déterminant (bien rarement cependant) un sentiment de brûlure, phénomène (quand on l'observe) qui se dissipe à mesure que la tolérance s'établit;

2° Que si leur action au début vient porter, ce qui n'est pas rare, sur le tube digestif, elle peut amener la diarrhée sans doute, mais qu'il suffit de diminuer la quantité d'eau à boire, pour en arrêter les effets;

3° Que les malades s'aperçoivent bientôt de leur action sur la vessie par un besoin plus fréquent d'émettre leurs urines qui deviennent plus claires, plus limpides et le plus souvent sans dépôt briqueté;

4° Que les eaux de Montbrun (abstraction faite de la température dont on les charge pour des cas déterminés) n'augmentent pas par elles-mêmes la transpiration cutanée, à moins que le malade, toutefois, ne se trouve sous l'influence d'un état phlegmasique plus ou moins aigu;

5° Qu'administrées successivement ou simultanément en bains, douches ou boisson, mais prises avec modération, elles n'apportent pas un changnment jusqu'ici bien appréciable dans la composition du sang, et s'il y en a un, il paraîtrait être plutôt dans le sens de la diminution que dans celui de l'augmentation du pouls, leur action excitante tenant bien plus à la quantité et à la température où on les emploie, qu'à leur nature propre;

6° Quant à leur action sur les sécrétions des organes, sur ceux appelés appareils glandulaires, ils paraîtraient aider à l'élimination des principes morbides contenus dans l'économie, sans pouvoir jusqu'ici en déterminer le mode; mais, effet digne d'être remarqué et signalé, il paraîtrait à peu près incontestable que, chez la plupart des baigneurs, un sentiment de dégoût pour les eaux et de lassitude dans les membres, survenant vers la fin ou au milieu d'un traitement thermal, serait un indice, presque un avertissement au malade et au médecin, ou

4

bien qu'il y a saturation et qu'il est temps de terminer le trai-tement, ou qu'on doit en diminuer du moins la dose, s'il ne faut pas en discontinuer l'emploi sous toutes les formes.

Cette remarque pourrait avoir son importance si elle était toujours vraie, puisqu'elle servirait alors de thermomètre, en bien des circonstances, de jauge (qu'on me permette l'expres-sion), pour reconnaître quand il faut suspendre, mitiger ou continuer le traitement.

Dans la Silésie Autrichienne, à Grœffemberg, où fut créé le premier établissement d'hydrothérapie de ce siècle, nous avons vu écrit sur le fronton d'une fontaine monumentale cette ins-cription en gros caractère :

AU GÉNIE DE L'EAU.

Sur une autre nous avons lu :

A LA RÉGÉNÉRATION DE L'ESPÈCE HUMAINE.

Chez les Hébreux il y avait des piscines nombreuses pour les lépreux et les malades atteints de certaines affections.

Les Romains écrivaient sur leurs établissements balnéaires :

IN BALNEIS SALUS.

Aujourd'hui des établissements thermaux de toute espèce se créent et sont fréquentés par un très-grand nombre de malades.

Chacun a sa spécialité pour toute sorte de maladies chroni-ques. Nous n'admettons pas, nous ne pouvons admettre que

les eaux minérales ou thermales doivent remplacer les traitements usuels; elles viennent seulement en aide à la thérapeutique ratiönnelle, et trouvent des indications précieuses dans
bien des circonstances entre les mains des praticiens capables,
qui savent l'employer avec mesure et intelligence contre certaines affections bien déterminées par eux, seuls bons juges
en pareille matière.

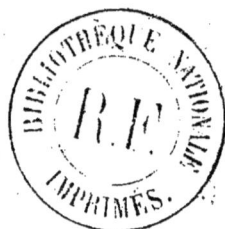

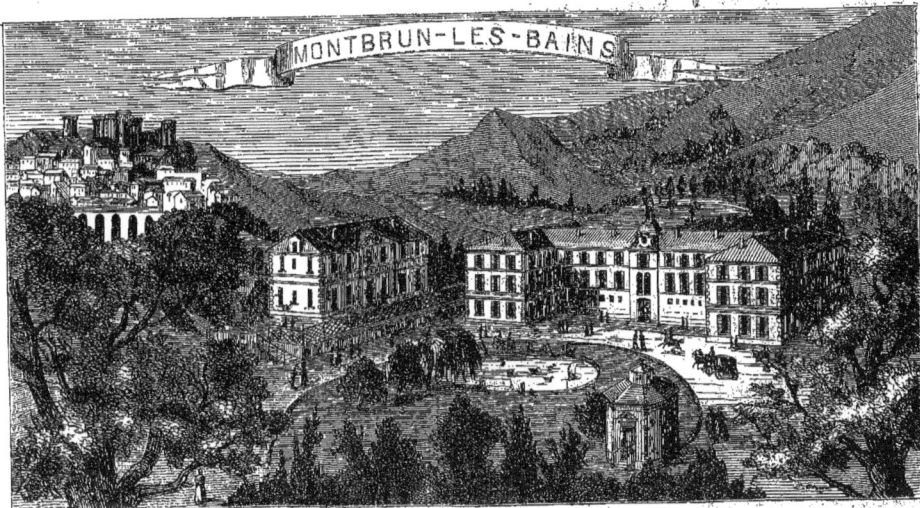

MONTBRUN-LES-BAINS

Paris. Imp. PAUL DUPONT, 44, rue Jean-Jacques Rousseau. — 993. 4. 6.

www.ingramcontent.com/pod-product-compliance
Lightning Source LLC
Chambersburg PA
CBHW071317200326
41520CB00013B/2813